DE LA

FIÈVRE TYPHOÏDE.

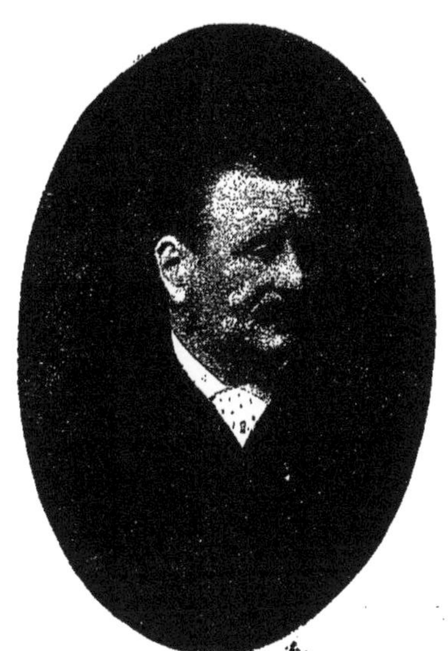

Evreux. — Imp. de l'Eure, L. Odieuvre.

DE LA

FIÈVRE TYPHOÏDE

PAR

VALÈRE LAMPERIÈRE,

Médecin à Conches (Eure).

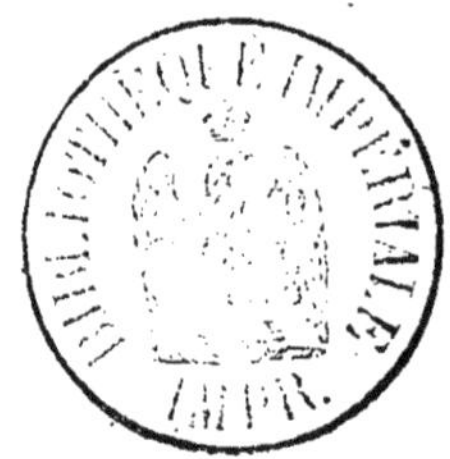

Febris, si phœnomena spectes, reliquis morbis notior; si constitutionem, omnium ignotissimus.

(BAGLIVI.)

ÉVREUX,

IMPRIMERIE DE AUGUSTE HÉRISSEY.

1856.

Entre toutes les maladies qui se présentent au médecin, dans la pratique journalière de son art, il n'y en a pas, depuis nombre d'années surtout, d'aussi répandue, que la *fièvre typhoïde*. La gravité, la fréquence de cette affection commandent donc l'attention des praticiens, et c'est à ce titre que j'ai choisi l'histoire de la fièvre typhoïde pour sujet de ma thèse inaugurale.

Certes, mon but n'est pas de reproduire ici les nombreuses discussions auxquelles la grave question des fièvres a servi de texte depuis les temps hippocratiques jusqu'à nos jours; je me bornerai à faire une revue rapide des travaux les plus remarquables publiés sur cet important sujet depuis que les recherches anatomo-pathologiques modernes nous ont montré la part que chaque organe peut prendre à cette scène morbide, et ont nettement séparé la fièvre typhoïde de toutes les affections avec lesquelles elle était autrefois confondue sous une même dénomination.

Bien des théories ont été émises sur la nature intime de cette redoutable affection, bien des méthodes de traitement, vantées à l'exclusion des autres, ont été abandonnées par la pratique, et, de toutes ces opinions rapprochées de l'observation, il résulte qu'il n'existe peut-être, encore aujourd'hui, aucune prééminence des traitements proposés. Chacun a raison à son tour, parce que chacun a des succès et des revers ; aussi la statistique consultée n'a rien produit, et la statue élevée le jour a croulé le lendemain. Le médecin peut-il alors trouver un guide sûr au milieu d'opinions si diverses et si souvent contradictoires?

Je me suis proposé de résumer, dans cette thèse, les opinions des auteurs le plus justement estimés, de décrire la maladie telle quelle s'est offerte à mon observation dans une pratique déjà assez longue, et de soumettre à l'appréciation éclairée de mes juges la méthode de traitement à laquelle l'expérience m'a fait accorder la préférence.

Sans doute mes observations seront de bien peu de valeur ; mais, dans tous les cas, elles témoigneront de mes efforts, et je chercherai toujours, autant que possible, à conserver à mon travail un caractère essentiellement pratique, seul mérite auquel il puisse prétendre.

DE LA

FIÈVRE TYPHOÏDE.

I.

Définition. — La fièvre typhoïde est une maladie aiguë qui ne se manifeste ordinairement qu'une seule fois chez le même individu dans le cours de sa vie, et qui est caractérisée *anatomiquement* par une altération des follicules intestinaux et *symptomatiquement* par une fièvre plus ou moins intense, par du dévoiement, du météorisme, de la sensibilité et du gargouillement dans la fosse iliaque droite, du délire, de la prostration et diverses éruptions de la peau.

Synonymie. — On aura une idée des nombreux travaux auxquels l'affection typhoïde a donné lieu par les diverses dénominations qu'elle a reçues. Ainsi, les Grecs et les Latins l'appelèrent *phrenitis* ; — la plupart des auteurs, *fièvre pestilentielle*, *maligne*, *putride*, *bilieuse*, *muqueuse* ou *grave* ; —

Willis et Huxham, *fièvre lente*, *nerveuse* ; — Pinel, *fièvre adynamique* et *ataxique* ; — Petit et Serres, *fièvre entéro-mésentérique* ; — Bretonneau, *dothinentérie* ; — Broussais, *gastro-entérite* ; — Louis, Chomel, Andral, *fièvre* ou *affection typhoïde* ; — Cruveilhier, Forget, *entérite folliculeuse* ; — Bouillaud, *entéro-mésentérite typhoïde*.

Pour notre part, nous préférons le nom de *fièvre* ou d'*affection typhoïde*, comme ayant l'avantage de ne rien préjuger sur la nature de la maladie.

Historique. — En lisant les nombreuses descriptions que les anciens nous ont laissées sur les fièvres graves, il est facile de se convaincre que l'affection typhoïde a existé de tout temps. Dès la plus haute antiquité, on a remarqué et décrit un ensemble de symptômes qui se rapprochent, dans bien des points, de ceux qui constituent aujourd'hui la fièvre typhoïde ; mais les auteurs anciens, complétement étrangers aux recherches d'anatomie pathologique, et ne considérant que les phénomènes extérieurs ou symptômes pour caractériser les maladies, ont confondu naturellement, sous la même dénomination, des affections que l'autopsie et les lésions anatomiques nous ont fait reconnaître essentiellement distinctes quant à leur nature et à leur siége. C'est ainsi que, loin de supposer que les fièvres graves sont une seule et même maladie, les anciens leur donnaient le nom de *fièvre inflammatoire*, *maligne* ou *putride*, *bilieuse* ou *muqueuse*, etc., selon la prédominance de tels ou tels symptômes. Et malgré que Baillou, Baglivi, Chirac, Spigel, Stoll et beaucoup d'autres eussent essayé de localiser les lésions anatomiques de ces fièvres, ils ne purent faire de prosélytes, attendu qu'énonçant parfois des propositions exactes, il leur était impossible de les démontrer. Au commencement de ce siècle, le docteur Prost, dans son ouvrage intitulé : *Médecine éclairée par l'observation et l'ouverture des corps*, proclama la constance des altérations intestinales chez tous les sujets succombant aux fièvres graves ; ce fut là, quoi qu'on en ait dit, le point de départ d'observations exactes et plus précises.

En 1813, MM. Petit et Serres tracèrent avec exactitude le caractère anatomique des fièvres graves, qui, sous le nom de *fièvre entéro-mésentérique*, prirent place dans le cadre nosologique, sans rien changer, toutefois, aux doctrines des fièvres de l'école de Pinel. Arrivons aux opinions de Broussais : pour ce grand médecin, les fièvres graves étaient une *inflammation gastro-intestinale* qui pouvait exister depuis le degré le plus faible jusqu'au degré le plus intense. Entre ces deux extrêmes, la fièvre pouvait revêtir des formes tellement diverses qu'à un examen superficiel, on pouvait croire qu'il s'agissait de maladies de nature essentiellement différente. D'ailleurs, d'après Broussais, le tempérament, l'âge, la constitution, etc., faisaient prendre à l'inflammation intestinale un aspect qui varie d'une manière étonnante. C'est ainsi que les fièvres *bilieuses*, *inflammatoires*, *muqueuses*, *malignes*, *putrides*, *adynamiques*, *ataxiques*, etc., n'étaient que des *inflammations du canal intestinal*, des *gastrites* et des *gastro-entérites*. Quelque extraordinaire que cette assertion pût paraître, elle fut si bien soutenue à cette époque que les adversaires de Broussais ne surent comment la combattre, n'ayant pas alors pour armes défensives des faits nombreux basés sur des observations rigoureuses et concluantes.

Enfin, au milieu de discussions, sans cesse renouvelées sur les fièvres graves, apparut, en 1829, l'immortel ouvrage de M. Louis, dont les résultats, vérifiés par les célébrités médicales de tous les pays, ont été partout acceptés comme des vérités incontestables. En disant que les *fièvres continues, quelle que soit leur forme, constituent toutes une seule et même affection, qu'on distingue sous le nom d'affection ou de fièvre typhoïde*, M. Louis a définitivement résolu cette grande question. Il suffit, du reste, de lire son traité pour voir que les preuves abondent en faveur de cette proposition.

Bibliographie. — Parmi les travaux importants dont la fièvre typhoïde a encore été l'objet, je ne puis oublier de mentionner les recherches de M. Andral (tome Ier de sa *Clinique*); celles de M. Bretonneau (publiées par M. Trousseau), les *Leçons cliniques de M. Chomel*, l'ouvrage important de M. Forget; enfin, pour la fièvre typhoïde étudiée chez les enfants, les travaux de MM. Taupin (1839-40), Audiganne (1841), Barrier, Rilliet et Barthez (*Traité des maladies de l'enfance*).

II.

ANATOMIE PATHOLOGIQUE.

Quoi qu'il en soit des opinions que nous venons d'exposer, une vérité reste aujourd'hui acquise à la science, et on la doit aux progrès de l'anatomie pathologique, à savoir, la corrélation d'une altération spéciale de la muqueuse des voies digestives et d'une foule de maladies décrites autrefois comme autant de maladies distinctes.

Les lésions qu'on découvre chez les sujets qui succombent à l'affection typhoïde peuvent être divisées en *lésions constantes* ou *presque constantes* et en *lésions non constantes*.

Les premières occupent les *follicules intestinaux*, les *ganglions mésentériques* et la *rate*; — les secondes peuvent se rencontrer dans d'*autres points des organes digestifs*, dans le *foie*, les *organes génito-urinaires*, *respiratoires*, *circulatoires*, les *organes des sens*, *des centres nerveux*, etc.

Lésions constantes. — § Ier. *Lésions des follicules intestinaux.* — La fièvre typhoïde a pour caractère anatomique une affection particulière des glandes de Peyer. Il n'est pas facile de déterminer l'époque précise à laquelle survient cette altération, car on a peu d'exemples de malades qui succombent dans la première période de l'affection. Voici pourtant l'état des follicules, tel qu'on l'observe généralement chez les sujets qui sont emportés du cinquième au huitième jour de la fièvre typhoïde.

En examinant la face interne de l'intestin, après l'avoir incisé le long de l'insertion du mésentère, on aperçoit deux ordres de tumeurs, qui toutes sont formées par le développement des follicules. Les unes, coniques et arrondies, ressemblent à de grosses pustules saillantes et offrent un aspect semblable à celui de l'éruption variolique; elles sont disséminées dans toute la circonférence de l'intestin et occupent les follicules isolés. Les autres, beaucoup plus volumineuses que les précédentes, siégent dans les plaques de Peyer; elles n'existent que sur le bord de l'intestin opposé au mésentère, dans toute l'étendue de l'iléon et vers la fin du jéjunum.

Voyons maintenant les deux formes sous lesquelles se présentent les lésions des follicules intestinaux :

Première forme. — Plaques molles de M. Louis. — Ces plaques ont peu de saillie et offrent peu de résistance au toucher; elles se montrent rouges, tuméfiées, leur tissu ressemblant assez au parenchyme de la cerise ou de la prune. La membrane muqueuse et le tissu cellulaire sous-jacent offrent un ramollissement notable. Il est des cas où, sur certaines plaques, l'ulcération, après avoir détruit la muqueuse et la tunique musculeuse, ne s'arrête qu'au péritoine.

Deuxième forme. — *Plaques dures de M. Louis* (plaques gauffrées de M. Chomel). — Ces plaques ont beaucoup plus de saillie que les précédentes; elles offrent une dureté remarquable et une résistance élastique au toucher. Le tissu cellulaire sous-muqueux est transformé en matière homogène, lisse, brillante, d'un blanc jaunâtre, ayant de quatre à sept millimètres d'épaisseur. La muqueuse présente les mêmes altérations que les plaques molles.

Cette altération des glandes de Peyer n'est souvent que le prélude d'une lésion plus profonde, l'*ulcération*. C'est ordinairement du neuvième au douzième jour que commence cette ulcération des follicules malades, quoique MM. Bretonneau et Andral l'aient trouvée dès le cinquième ou le sixième jour, MM. Louis et Chomel dès le septième ou le huitième jour. C'est vers la fin de l'iléon qu'on trouve ces altérations des plaques, qu'elles soient nombreuses ou non. L'ulcération se forme de deux manières : ou elle commence par la muqueuse et s'étend ensuite à la plaque, qu'elle détruit peu à peu; ou la matière jaune de la plaque est frappée de ramollissement et de gangrène, et ce travail pathologique s'étend *consécutivement* à la membrane muqueuse, qui se détache par lambeaux avec la substance de la plaque. Les ulcérations qui succèdent à la destruction des follicules intestinaux sont *ovalaires* ou *circulaires*, suivant qu'elles siégent sur les plaques de Peyer ou qu'elles sont formées aux dépens des follicules isolés. Le nombre des plaques malades varie de un à trente ou quarante.

§ II. *Lésions des ganglions mésentériques.* — Les ganglions mésentériques éprouvent presque toujours des altérations dans l'affection typhoïde, altérations d'autant plus grandes qu'on se rapproche davantage de la valvule iléo-cœcale, où les plaques sont le plus fortement atteintes. Du cinquième au quinzième jour, les ganglions ont augmenté de volume; on les trouve gonflés, ramollis, quelquefois même ils présentent une suppuration manifeste; il sont de couleur rose-tendre ou rouge-foncé et ont la grosseur d'une aveline. L'altération des ganglions, étant la conséquence de la lésion intestinale, se développe pour ainsi dire en même temps qu'elle et suit la même marche. Du quinzième au vingtième jour, l'altération est bien marquée; du vingtième au trentième jour, ils deviennent grisâtres et acquièrent plus de consistance.

Quant aux ganglions méso-coliques, on les a trouvés altérés chez les deux tiers des sujets, mais dans un degré de couleur, de volume et de consistance beaucoup moindre.

§ III. *Altérations de la rate.* — Bien qu'on rencontre des altérations de la rate dans quelques maladies fébriles, nulle part on ne les trouve aussi fréquentes et aussi marquées que dans l'affection typhoïde, où elle est tuméfiée, parfois ramollie, réduite même en bouillie. Assez souvent cet organe est quadruplé ou quintuplé de volume.

Lésions non constantes. — § I. *Organes digestifs.* — Le pharynx, l'estomac, l'œsophage, le gros intestin se trouvent ulcérés chez certains sujets; la muqueuse stomacale est aussi parfois épaissie, ramollie. MM. Chomel et Genest ont rencontré quelquefois une infiltration sanguine du tissu cellulaire sous-muqueux chez des sujets qui avaient eu une hémorrhagie intestinale dans les derniers jours de la vie. M. le professeur Grisolle n'a vu, dans des cas semblables, qu'une imbibition partielle ou générale des membranes, lorsque le sang exhalé dans les derniers temps de la vie a été retenu dans l'intestin.

§ II. *Foie.* — La bile est généralement très-fluide à l'ouverture des cadavres. Chez la moitié des sujets on trouve un certain degré de ramollissement du foie : c'est, je crois, tout ce qu'il y a à noter pour cet organe.

§ III. *Organes génito-urinaires.* — A part un peu de ramollissement du tissu rénal, ces organes sont presque toujours sains. Cependant, en 1843, M. Cossy a signalé, dans les *Archives de médecine*, une gangrène plus ou moins étendue de la vessie. Cette gangrène était annoncée par l'odeur particulière de l'urine.

§ IV. *Organes respiratoires.* — Dans les deux tiers des cas environ, les poumons sont engoués ou présentent les lésions caractéristiques de la pneumonie au premier ou au deuxième degré; mais la lésion la plus constante est la *splénisation*, qui n'est pas d'ailleurs spéciale à l'affection typhoïde, puisqu'on la rencontre dans la même proportion chez des sujets qui succombent à d'autres maladies. On trouve aussi dans les poumons des noyaux apoplectiques. M. Bazin est, je crois, le premier qui ait signalé cette altération dans sa thèse inaugurale (1834). Enfin, M. Louis a noté des ulcérations à l'épiglotte et au larynx.

§ V. *Organes circulatoires.* — Chez plus de la moitié des sujets, le cœur est plus ou moins ramolli et décoloré, surtout si la mort a eu lieu dans les premiers jours de l'affection.

§ VI. *Centres nerveux.* — On a noté un peu de piqueté, des fausses membranes sur l'arachnoïde et un commencement de ramollissement. Ces résultats ne sont nullement d'accord avec ceux du docteur Grossheim, de Berlin, qui assure que la fièvre typhoïde se complique toujours d'une inflammation de la moelle épinière; nous doutons que cette opinion soit fondée.

§ VII. *Organes des sens.* — La surdité atteint la plupart des individus qui ont la fièvre typhoïde. Le docteur Passavent, de Francfort (*Gazette médicale de* 1851), a trouvé dans l'oreille interne des lésions proportionnées aux altérations fonctionnelles. Ainsi la membrane du tympan était rouge, épaissie, le conduit injecté, la caisse et les cellules mastoïdiennes renfermaient un mucus épais, la trompe d'Eustache était rouge et engorgée. M. Passavent n'a trouvé ces altérations que dans la fièvre typhoïde.

§ VIII. *Etat du sang.* — L'altération du sang dans la fièvre typhoïde est la même que celle qui existe dans les autres pyrexies : c'est-à-dire *proportions normales* ou *diminution de la fibrine.* Ce n'est pas ce que pensaient les médecins humoristes, qui admettaient que le sang était profondément altéré dans cette maladie. Les recherches si nombreuses et si exactes de MM. Andral et Gavarret, Louis, Chomel, Genest et Forget, ont prouvé depuis longtemps que nous ne connaissons aucune altération du sang qui soit spéciale à l'affection typhoïde. Pour le praticien, il importe surtout de savoir que l'état le plus ordinaire du sang tiré de la veine est de présenter un caillot ferme, mais dépourvu de couenne, et offrant souvent à la surface une teinte verdâtre.

En résumé, *la lésion caractéristique des glandes de Peyer constitue réellement un caractère anatomique essentiel de la fièvre typhoïde.* Si des médecins ont présenté quelques cas où cette lésion caractéristique n'existait pas, il y a eu probablement erreur de diagnostic. Enfin, si quelques docteurs anglais ont également cité des exemples nombreux dans lesquels manquait l'*altération des glandes* de Peyer, on sait aujourd'hui qu'il s'agissait d'une maladie particulière (le *typhus fever*), dans laquelle cette absence de lésion intestinale est un caractère négatif aussi essentiel que celui dont nous parlons est positif dans l'affection typhoïde. C'est ainsi que M. Louis a envisagé les faits dans la deuxième édition de son ouvrage, et, depuis lors, cette opinion a prévalu dans la science.

III

ÉTIOLOGIE.

Voilà un des points les plus difficiles de cette maladie, bien que des recherches récentes nous aient fourni quelques données assez certaines.

Causes prédisposantes. — *Age*. — MM. Barrier, Taupin, Rilliet et Barthez, ont prouvé que la fièvre typhoïde est commune dans l'enfance. Au-dessous de l'âge de deux ans, elle est fort rare ; dans ce cas, elle est d'ailleurs difficile à étudier. De deux à cinq ans, elle est encore peu fréquente ; de cinq à huit, elle s'accroît notablement ; elle augmente encore beaucoup de huit à quatorze ans, et il résulte de faits consignés dans les ouvrages de MM. Louis et Chomel, qu'elle a son *summum* de fréquence de dix-huit à trente ans, qu'elle est rare après quarante ans, bien qu'on cite des exemples de cette maladie, même chez un septuagénaire.

Sexe. — Bien que les auteurs que nous avons cités aient trouvé, parmi les sujets atteints de fièvre typhoïde, beaucoup plus de garçons que de filles, nous ne possédons en réalité rien de positif sur la prédisposition exercée par le sexe.

Changement d'habitudes. — MM. Petit et Serres, Louis, Chomel, etc., ont remarqué que la plupart des cas de fièvre typhoïde, observés dans les hôpitaux de Paris, sévissaient sur des sujets arrivés de la province depuis quelques mois à un an. De là on a cru pouvoir déduire cette conséquence, que *le changement d'habitudes, de climat, de nourriture, ainsi que les regrets et l'ennui, constituaient une prédisposition puissante pour la production de la maladie.* Le fait peut être vrai, mais il ne peut être démontré d'une manière satisfaisante. La fièvre typhoïde se rencontre partout en France, et de temps en temps il en survient de petites épidémies dans différentes localités; or, là, il est impossible d'accuser l'acclimatement. Nous serions de l'avis de M. Piorry, qui regarde l'encombrement comme une circonstance de nature à développer l'affection.

Climats. — La fièvre typhoïde se montre avec les mêmes caractères anatomiques et symptomatiques dans tous les pays de l'Europe, et même dans l'Amérique du nord. M. Boudin a remarqué la rareté relative de l'affection typhoïde dans les localités marécageuses. Nous regardons cette opinion comme appartenant à son auteur seul, car les documents qu'il a réunis dans le 33e volume des *Annales d'hygiène* ne nous ont nullement convaincu.

Saisons. — Pour résoudre la question de l'influence des saisons sur la production de la fièvre typhoïde, il faudrait multiplier les recherches et examiner les faits, surtout sous le rapport des décès, car jusqu'à ce jour les auteurs sont partagés. Ainsi, pour MM. Lombard et Fauconnet, l'automne verrait le plus grand nombre d'affections typhoïdes ; pour M. Chomel, ce seraient les mois les plus froids de l'année; pour d'autres, les plus grandes chaleurs. Il n'y a donc à cet égard rien de bien positif.

Quant à l'*influence de la vaccine* sur la production de la fièvre typhoïde, les efforts de calculs qu'on a faits dans ces derniers temps, pour prouver cette influence, n'ont guère trouvé de crédit jusqu'à ce jour. Cependant cette question est encore à l'ordre du jour.

Causes occasionnelles. — Toutes les causes débilitantes, le froid, l'humidité, les privations, la misère, les affections morales tristes, etc., ont été invoquées dans la production de la fièvre typhoïde. Cependant les recherches de MM. Chomel et Louis ont prouvé que la cause qui engendre cette affection nous échappe entièrement.

De la contagion. — Voilà une des plus grandes questions de l'étiologie de la fièvre typhoïde, question qui partage encore les praticiens de tous les pays. Beaucoup de médecins, surtout à Paris, regardent l'affection typhoïde comme non contagieuse, et leur opinion se fonde sur ce que dans les hôpitaux on voit rarement l'affection se transmettre aux autres malades, qui s'exposent pour ainsi dire impunément à la contagion. Mais cette opinion peut-elle avoir un grand poids ? De ce que la fièvre typhoïde ne se transmet pas dans les hôpitaux, comme on l'observe pour quelques maladies éruptives, telles que la variole, la rougeole, la scarlatine, il n'en est pas moins vrai qu'il résulte d'observations soigneusement faites par MM. Bretonneau, Gendron, Leuret, Putignat, Lombard, Fauconnet, Patry, Thirial, etc., que l'*affection typhoïde a été maintes fois transmise par un malade à un individu sain, surtout par infection.*

Les résultats observés pendant l'épidémie qui régna à l'Ecole de la Flèche, en 1826, méritent surtout d'être signalés. « La fièvre typhoïde existait à la « Flèche et dans le collége; quatre pensionnaires « ayant succombé et les *caractères anatomiques de la « maladie ayant été constatés avec soin*, l'école fut « évacuée. Au nombre des élèves qui furent ren- « voyés chez leurs parents, il y en eut vingt-neuf de « gravement affectés de la même maladie, et huit la « communiquèrent à plusieurs personnes qui les « soignaient. Parmi les élèves qui partirent de l'é- « cole, un se rendit à Versailles, où il transmit la « maladie à sa sœur; celle-ci la transmit à sa femme « de chambre, cette dernière à une amie qui vint la « visiter. Cependant il fut bien constaté que la fièvre « typhoïde ne régnait pas à Versailles avant l'arrivée « des pensionnaires de la Flèche. »

Nous pourrions nous-même citer plusieurs exemples de communication et indiquer l'individu qui a apporté le mal, celui qui l'a reçu du premier malade, et ainsi de suite. Beaucoup de faits analogues se sont rencontrés dans notre pratique et dans celle de plusieurs de nos confrères, avec lesquels nous nous sommes souvent trouvé en rapport. Il n'est même pas rare de voir des cas fort légers transmettre la maladie à des individus qui succombent.

Les docteurs Gendron et Piedvache ont soutenu la doctrine de la contagion de la fièvre typhoïde avec tout le talent qui les caractérise : le premier dans le *Journal des connaissances médico-chirurgicales*, le second dans un mémoire couronné par l'Académie de médecine, en 1850. M. Piedvache croit que la maladie se transmet par l'infection des lieux, le *séjour prolongé dans la chambre du malade*, ce qui est très-vrai, comme nous avons été à même de l'observer bien des fois ; mais il ne pense pas, contrairement à l'opinion de M. Gendron, et nous sommes tout à fait de son avis, qu'une personne ayant été en contact avec un malade puisse en infecter une autre.

Epidémie. — La fièvre typhoïde peut régner épidémiquement. Il n'est même pas rare de rencontrer dans nos campagnes de petites épidémies qui exercent quelquefois de grands ravages.

Ainsi donc, nous reconnaissons contagieuse l'affection typhoïde ; aussi, recommandons-nous, lorsque la maladie se manifeste dans une famille, d'éloigner du foyer du mal les individus qui, ne l'ayant point encore eue, seraient, par leur âge, plus prédisposés à la contracter ; mais, bien que reconnaissant la contagion de cette maladie, nous ne l'admettons pas à un degré aussi élevé que dans beaucoup d'autres affections, les fièvres éruptives, par exemple.

IV

SYMPTOMATOLOGIE.

Invasion. — La fièvre typhoïde débute d'emblée, dans certains cas, et au milieu des apparences d'une santé parfaite ; mais chez le plus grand nombre des malades, il existe une expression de tristesse de la face, un état de malaise, de brisement des membres, avec frissons, céphalalgie, lassitude, perte d'appétit, douleur de ventre, selles liquides plus ou moins nombreuses. Il survient même quelquefois des nausées et des vomissements. Ces symptômes prodromiques ne se présentent pas tous réunis chez le même sujet et ont une durée de un à quinze jours.

Pour se rendre compte du développement et de la marche des symptômes de la fièvre typhoïde, il convient de les partager en trois périodes qui, sans avoir quelque chose de bien précis, sont cependant assez distinctes.

Première période. — Les malades se plaignent d'une céphalalgie vive, lancinante, contusive; leurs réponses sont lentes, leurs forces prostrées. Il y a parfois une anxiété extrême, du délire même; la démarche est chancelante, le décubitus dorsal existe le plus souvent. Les malades accusent des bourdonnements, des sifflements d'oreilles, de la surdité : la plupart ont des épistaxis, quelquefois très-abondantes, symptôme qui a une grande importance comme phénomène caractéristique. La bouche est pâteuse, amère ; la langue est blanchâtre, peu humide, collant aux doigts, le malade la tend avec lenteur. Les gencives présentent un enduit *blanc nacré*, signe regardé comme infaillible de la fièvre typhoïde par le docteur Ranque, d'Orléans. Le ventre, plus sonore à la percussion, est le siége de coliques ; la pression est douloureuse à l'ombilic et surtout à la fosse iliaque droite, où elle détermine souvent du gargouillement. Les selles sont plus ou moins nombreuses, jaunâtres, liquides. Au microscope, *on y constate plusieurs éléments anatomiques des plaques, de l'épithelium et des cristaux prismatiques*, signalés par Schnoenlein. Chez quelques malades, loin d'observer la diarrhée, on trouve, au contraire, une constipation qui persiste quelquefois pendant tout le cours de la maladie, quelle que soit sa terminaison. La rate augmente de volume. Le pouls donne 100 pulsations et plus. Dans certains cas, cependant, on le rencontre d'une lenteur remarquable, 45, 50 à 60 pulsations par minute ; parfois il est dicrote et intermittent. La chaleur monte à 40° cent. (*Roger*). Il y a un peu de toux, du râle sibilant et ronflant. Les urines sont peu abondantes, très-colorées et fétides. C'est à la fin de cette période que se présente l'éruption de *taches lenticulaires* rosées, arrondies, de 1 à 5 millimètres. Ce symptôme manque quelquefois.

Deuxième période. — La céphalalgie diminue, mais tous les autres symptômes s'aggravent. La stupeur est plus profonde, la prostration augmente. Le délire, s'il n'existe déjà, se déclare, surtout la nuit : il est calme ou furieux; la langue, petite, sèche, dure, se recouvre parfois d'un enduit fuligineux, ainsi que les lèvres et les dents. Le météorisme augmente, les selles et les urines sont quelquefois involontaires. Enfin, des accidents particuliers se manifestent du côté de la peau, indépendamment de l'éruption typhoïde : car on observe des *sudamina*, des pétéchies et surtout des escarres.

Les *sudamina*, qui se rencontrent chez les deux tiers des sujets, sont des vésicules de 2 à 4 millimètres, s'observant surtout près des aînes, des aisselles, sur les parties latérales du cou, quelquefois sur tout le tronc et même aux membres. Elles sont remplies d'un liquide transparent, inodore, et se rompent facilement par le frottement. M. Andral a reconnu au liquide des vésicules une réaction acide. Du reste l'apparition des *sudamina* ne paraît influer en rien sur la marche de la maladie. Elles ne se montrent guère que du douzième au quinzième jour, et quelquefois beaucoup plus tard, et leur durée est de trois à dix jours. Cette éruption, d'ailleurs, n'est pas particulière à la fièvre typhoïde.

Les *pétéchies* sont ces ecchymoses arrondies qui se montrent si rarement dans la fièvre typhoïde, que MM. Louis et Chomel ne les ont jamais rencontrées. J'en ai cependant observé chez quelques malades ; on peut les comparer aux pétéchies du *purpura hæmorrhagica*. J'ai aussi vu des vergetures : ce sont des taches bleuâtres, assez étendues, qui se manifestent sur les bras, sur la poitrine, sur les cuisses.

Enfin les *escarres*, que M. Louis a vues chez la sixième partie des sujets, se forment spécialement sur les parties qui supportent le poids du corps. Il survient aussi des rougeurs, des ulcérations, des pustules d'*ecthyma*, s'ulcérant fréquemment sur les fesses, ainsi qu'à la partie postérieure des cuisses et du tronc.

Troisième période. — Les symptômes de la troisième période de la fièvre typhoïde varient, suivant que les sujets doivent succomber ou non. Dans le premier cas, tous les accidents s'aggravent, le météorisme augmente, les selles sont involontaires, et l'on voit souvent de la rétention d'urine ; enfin, la face devient hippocratique, et les malades meurent dans un état comateux. Si la guérison doit avoir lieu, la stupeur et tous les accidents diminuent : somnolence, délire, météorisme . . . , et les malades semblent renaître à la vie.

Formes de la maladie. — Selon la prédominance de tels ou tels symptômes que peut présenter cette maladie, on a cru pouvoir distinguer une forme *inflammatoire*, une forme *bilieuse*, une forme *muqueuse* (celle-ci a souvent été décrite sous le nom de *fièvre muqueuse*), une forme *adynamique*, une forme *ataxique*, une forme *hémorrhagique*, etc. Ces distinctions n'ayant plus aujourd'hui une utilité incontestable dans la pratique, et, d'ailleurs, toutes ces formes pouvant se manifester successivement dans le cours de la même affection typhoïde, je crois pouvoir me dispenser d'en parler. « Toutefois, « il faut bien se pénétrer de cette vérité, que les « principaux symptômes existent à un degré va- « riable, et bien étudier ensuite la marche de la « maladie qui nous apprend à quelle époque ils « prennent de l'accroissement ou disparaissent. » (VALLEIX.)

COMPLICATIONS. — La fièvre typhoïde peut se compliquer : 1° de *péritonite*, ordinairement consécutive à la perforation de l'intestin ; 2° d'*hémorrhagies intestinales ;* 3° d'*inflammation des voies aériennes* (pneumonie surtout) ; 4° d'*érysipèle de la face ;* 5° d'*otite ;* 6° de *parotides ;* 7° d'*escarres*.

La *péritonite* est l'une des complications les plus redoutables, puisqu'elle peut amener la mort en quelques heures. Après la perforation, l'*hémorrhagie* est, sans contredit, l'accident le plus grave qui puisse survenir pendant le cours d'une fièvre typhoïde ; elle a tantôt lieu par les surfaces ulcérées de l'iléon et tantôt par exhalation ; elle peut être foudroyante dans le premier cas. L'hémorrhagie par exhalation, quoique moins grave, peut aussi donner la mort. On peut, presque à coup sûr, prédire une issue funeste à une fièvre typhoïde qui débute par des épistaxis nombreuses, des entérorrhagies abondantes, bien que l'état actuel du malade ne donne pas de sérieuses inquiétudes ; cet accident dénote, en effet, une altération très-grave dans la plasticité du sang, puisque celui-ci transsude au travers de ses conduits, état qui est incompatible avec la vie. Les autres complications, lorsqu'elles ne sont pas mortelles par elles-mêmes, viennent néanmoins augmenter le danger de la maladie.

V.

MARCHE, DURÉE, CONVALESCENCE.

Marche. — De même que dans la plupart des autres affections, la *marche* de la fièvre typhoïde est *régulière*, soit qu'elle s'aggrave et amène la mort, soit que, parvenue à sa période d'état, elle décline et fasse espérer la guérison.

Durée. — La *durée* de cette maladie est d'environ vingt-cinq jours dans les cas légers et de vingt-cinq à quarante et plus dans les cas graves. Un médecin français établi à Damas, en Syrie, a néanmoins observé que, dans ce pays, la durée de la fièvre typhoïde n'était, en moyenne, que de huit à quinze jours, et que très-rarement elle dépassait ce terme.

Convalescence. — Quant à la *convalescence*, elle est généralement en rapport avec l'intensité de la maladie ; elle est d'autant plus longue que les forces ont été plus affaiblies par l'affection, par des saignées trop abondantes, un régime antiphlogistique trop sévère, et par les accidents qui sont venus la compliquer, tels que : l'hémorrhagie, les escarres. La maigreur persiste longtemps ; l'œdème douloureux des jambes et la chute des cheveux surviennent quelquefois, surtout chez les enfants ; l'ouïe revient lentement et, chez quelques malades, il existe un dérangement des facultés intellectuelles qui se dissipe à mesure que les forces se rétablissent. Des rechutes présentant tous les accidents primitifs ont lieu quelquefois, et l'on voit encore des érysipèles, des fièvres éruptives et même une phthisie pulmonaire se déclarer et mener rapidement les malades au tombeau.

VI.

DIAGNOSTIC.

Il n'est pas toujours facile d'établir, dès le début, le diagnostic de l'affection typhoïde, attendu la corrélation des symptômes variés de cette maladie avec une foule d'autres maladies ; aussi est-il prudent de ne pas se prononcer d'une manière absolue. Toutefois, on aura lieu de croire à une fièvre typhoïde *si l'invasion est subite, la fièvre intense, la céphalalgie permanente ;* si le malade se trouve dans des conditions d'âge prédisposantes, s'il est depuis peu dans une grande ville, si la maladie règne dans le pays et surtout si, après quelques jours, il survient des épistaxis, du dévoiement, de la prostration, de la stupeur. M. Delarroque veut qu'on puisse diagnostiquer, dès le début, l'affection typhoïde aux symptômes suivants : 1° *stupeur ;* 2° *dilatation des pupilles ;* 3° *pulvérulence de l'intérieur des narines ;* 4° *gargouillement iléo-cœcal.* Nous serions de l'avis de ce savant médecin si, dans tous les cas, ces symptômes existaient tout d'abord ; malheureusement, c'est ce qui n'a pas lieu, surtout dans les cas légers. Or, dans les cas graves, le diagnostic est plus promptement acquis.

L'*état typhoïde* où tombent certains malades, surtout les vieillards, n'est autre chose que l'ensemble des phénomènes fébriles aigus que peuvent présenter des maladies très-diverses, surtout les affections des voies urinaires. « Mais, ce qui distingue véritablement la fièvre typhoïde, c'est la marche de ses symptômes, c'est la stupeur et les phénomènes nerveux, alors même que la maladie ne semble pas avoir atteint un très-haut degré de gravité ; c'est la grande prostration dans les mêmes circonstances, c'est la fréquence de l'épistaxis, la présence des taches roses lenticulaires, les symptômes abdominaux, le météorisme, les *sudamina.* Si, en effet, on trouve quelquefois ces symptômes dans d'autres affections, c'est dans des cas rares, et encore ne se montrent-ils pas réunis. » (VALLEIX.)

Enfin, il est des cas de fièvre *typhoïde latente,*

insidieuse, où, la plupart des symptômes manquant, le diagnostic offre de grandes difficultés. Cependant, lorsqu'on voit un état fébrile, quelque léger qu'il soit, durer plus de huit à dix jours, on pourra, par voie d'exclusion, conclure qu'il s'agit d'une affection typhoïde, et, au bout d'un temps plus ou moins long, il surviendra des signes qui auront une valeur définitive.

VII.

PRONOSTIC.

Lorsqu'on songe qu'une perforation intestinale, que rien ne saurait prévenir, peut enlever le malade en quelques heures, même dans les cas en apparence les plus légers, on doit concevoir combien un médecin prudent doit être réservé sur son pronostic, et le coup d'œil du praticien, l'expérience que donne l'habitude de voir des malades sont souvent d'un grand secours. Suivant MM. Rilliet et Barthez, plus du quart des enfants atteints de fièvre typhoïde succombent; dans les cinq premières années, l'affection est grave; de quinze à vingt ans, moins grave; de vingt à quarante ans, un peu plus grave; après cet âge, très-grave.

Un météorisme considérable, des selles involontaires, la dysphagie, un délire continu, des soubresauts des tendons, des convulsions, un coma profond, sont des signes du plus fâcheux pronostic.

Les formes *adynamique* et surtout *ataxique* sont très-graves. Enfin, le pronostic est des plus sérieux, selon M. Chomel, lorsque, après une courte rémission, les symptômes deviennent plus intenses qu'auparavant. Les rechutes sont aussi, le plus souvent, mortelles.

Il est encore un point sur lequel je crois devoir appeler l'attention : ce sont les épidémies de fièvre typhoïde. Elles ont souvent, comme le dit M. Littré, des gravités fort diverses les unes des autres ; ces différences tiennent à des conditions tout à fait inconnues : c'est ce qu'on appelle *génie épidémique*.

Nature de la fièvre typhoïde. — La cause essentielle organique de l'affection typhoïde nous est encore inconnue. Beaucoup de médecins ont admis une *lésion primitive du sang*, dans laquelle une diminution de la fibrine jouerait un rôle important ; d'autres ont comparé cette maladie à la variole. Forget et Bouillaud l'ont considérée comme une *entérite particulière ;* M. Delarroque, comme une *altération de la bile*, etc. Rien de tout cela n'est démontré par l'expérience, tandis qu'on peut opposer un grand nombre de faits à toutes les opinions émises jusqu'à ce jour.

VIII.

TRAITEMENT DE LA FIÈVRE TYPHOÏDE.

Il est peu de maladies dans le cadre nosologique qui aient donné lieu à plus de discussions, relativement à la médication destinée à les combattre, que l'affection typhoïde. J'ai pu dans ma pratique étudier et mettre en usage chacun des moyens employés, et en les signalant, j'indiquerai le résultat qu'ils m'ont donné. Je ferai ensuite l'exposé du traitement que vingt années de pratique m'ont fait reconnaître comme le plus propre à combattre cette terrible affection. Bien que la médecine ne possède aucun moyen sur l'efficacité duquel elle puisse compter, il n'en est pas moins vrai que « l'emploi judicieux « de la thérapeutique exerce une action, sinon di- « recte et capitale, au moins indirecte et accessoire « sur l'issue de la maladie, action fort importante « dans une affection qui, abandonnée à elle-même, « est toujours si grave, car elle augmente la pro- « portion des cas heureux, et elle met un certain « nombre de chances favorables du côté des mala- « des, dans la lutte périlleuse où ils se trouvent « engagés ». (Littré.)

Médication antiphlogistique.— *Emissions sanguines.* — La plupart des médecins employaient largement les saignées dans la fièvre typhoïde, même dans les formes ataxique et adynamique : Botal et Chirac, par exemple, faisaient jusqu'à quatre saignées dans les vingt-quatre heures. De nos jours, presque tous les praticiens, suivant en cela la pratique de MM. Andral, Chomel, Louis, Rostan, etc., font au plus deux saignées générales au début de l'affection, encore dans certains cas seulement. M. Forget retire en moyenne 840 grammes de sang à ses malades, sans néanmoins diminuer la durée et l'issue funeste de l'affection typhoïde. Sa mortalité a été de un sur quatre. Mais M. Bouillaud est de tous les médecins celui qui use le plus largement de la saignée, puisqu'il retire jusqu'à 2 kil. et demi de sang à ses malades. Malgré les prétentions de l'auteur de cette médication, le temps a fait justice de cette méthode qui, d'ailleurs, n'a jamais trouvé que des opposants et peu d'imitateurs.

Pour nous, les émissions sanguines faites avec la plus grande prudence, des boissons douces, tempérantes, données fraîches ou tièdes, suivant les cas, nous ont toujours donné des résultats assez satisfaisants.

Médication contro-stimulante. — *Méthode rasorienne.* — Il m'a toujours été impossible de juger l'opportunité de la méthode rasorienne dans la fièvre typhoïde, d'après les vagues indications que j'ai trouvées dans l'ouvrage de Rasori.

A l'exemple du docteur Broqua, médecin à Plaisance, j'ai essayé le sulfate de quinine, à haute dose (2 grammes, 4 grammes, 6 grammes même par jour);

mais les résultats que j'ai obtenus de cette méthode n'ont pas été de nature à m'encourager. D'ailleurs, comme l'a dit M. Briquet, dans son *Traité thérapeutique du quinquina*, le sulfate de quinine ne peut constituer une méthode générale et banale du traitement de la fièvre typhoïde. Il peut être indiqué lorsque la fièvre est très-forte, la céphalalgie vive, le délire continu ; mais, sans aucun doute, il augmenterait les accidents s'il existait de la prostration, du coma ou des signes de phlegmasie intense du tube intestinal. Disons que, dans les cas où se manifestent des phénomènes rémittents, le sulfate de quinine, à la dose de 50 à 60 centigrammes, en fait quelquefois justice sans entraver la marche de la maladie.

Médication tonique et anti-septique.—Le quinquina, le camphre, le musc, les plantes aromatiques, les acides minéraux, etc., furent des médicaments employés par les médecins qui supposaient que l'essence de la fièvre typhoïde consistait dans la putridité des humeurs. Sous le règne de la nosographie philosophique, cette médication jouit en France, en Angleterre, en Italie, et surtout en Allemagne, d'une grande faveur, quoiqu'elle soit abandonnée presque partout aujourd'hui. Sur quarante malades soumis par M. Andral au traitement dont il s'agit, vingt-six succombèrent, et parmi les quatorze qui guérirent, il n'y en a que trois chez lesquels la médication tonique fut réellement utile. Cette méthode, employée exclusivement, ne peut convenir comme base de traitement de l'affection typhoïde. Les seules circonstances favorables à l'emploi des toniques sont, selon M. Louis, un pouls très-calme, puis de moins en moins accéléré, une diarrhée légère, l'absence de météorisme. Suivant nous, il ne faut cependant pas négliger l'usage de ces médicaments, dans le cas où l'adynamie profonde se joint à l'accélération du pouls, etc.

MÉDICATION ÉVACUANTE. — *Purgatifs ; vomitifs.* — Depuis les observations et les résultats obtenus par MM. Beau et Delarroque, à l'hôpital Necker, tous les praticiens ont pu constater la supériorité marquée de la méthode évacuante sur toutes les autres. Pour ces auteurs, la mortalité n'aurait été que d'un dixième, chose difficile à croire. M. Piedagnel n'a perdu qu'un malade sur sept par cette médication, et M. Andral, qu'un sur six. MM. Honoré, Guenau de Mussy, Bricheteau, Jadioux, Barth, etc., etc., sont également portés à regarder comme supérieure à toute autre la médication évacuante, et je dirai pour ma part que je n'ai eu aussi qu'à m'en louer. J'emploie avec avantage l'eau de Sedlitz, l'huile de ricin, etc. Les purgatifs mercuriels, selon moi, ne peuvent nullement enrayer, d'une manière *primitive* ou *secondaire*, la marche de l'affection, en prévenant les ulcérations, comme le prétend le docteur Hervett. Cependant le docteur Lombard, de Genève, et le docteur ***, de Damas, regardent le traitement par le calomel, à la dose de 50 à 60 centigrammes par jour, comme supérieur aux autres. S'il y a des symptômes gastriques, je n'hésite pas à employer le tartre stibié ou l'épicacuanha à dose vomitive, et j'ai été à même de reconnaître que les vomitifs n'avaient aucune influence fâcheuse sur l'estomac.

Je n'ai pas parlé de la *méthode abortive*, par l'emploi des mercuriaux *intus* et *extra*, méthode qui ne justifie nullement son titre, ni de l'*hydrothérapie*, qui est encore à expérimenter, ni enfin de cette foule de moyens employés contre les complications, dont un seul, l'*opium à haute dose*, dans les cas de perforation intestinale, paraît avoir été utile.

Liberam profiteor medicinam : neque ab antiquis sum, neque a novis ; utrosque, ubi veritatem colunt, sequor.

(KLEIN.)

Au milieu de doctrines opposées, j'ai dû, dans ma pratique, chercher à apprécier avec exactitude la valeur respective de chacune d'elles. A mon avis, le médecin qui veut avant tout sauver ses malades ne doit jamais adopter une méthode exclusive de traitement. Libre de toute idée systématique et acceptant ce qu'il y a de bon dans chaque méthode, à l'exemple du plus grand nombre des praticiens de nos jours, je traite la fièvre typhoïde de la manière suivante :

Lorsque la maladie est simple à son début, il faut autant que possible chercher à connaître la direction qu'elle tend à prendre d'elle-même et régler sa marche sur celle de la nature, favorisant les mouvements salutaires et conjurant au besoin ceux qui deviennent inquiétants. Je me borne d'abord aux boissons acidulées, délayantes, aux lavements mucilagineux, au repos au lit et à la diète. Je fais de la *médecine expectante.* Ensuite je fais subir au traitement des modifications importantes, suivant la prédominance de tels ou tels symptômes. Si la fièvre est forte et qu'il n'y ait pas d'épistaxis abondantes, le pouls fréquent et plein, le sujet robuste, je pratique une saignée générale, de quatre ou cinq cents grammes, quelquefois deux, et je ne vais jamais au delà, à moins d'une indication spéciale. Lorsqu'il y a de fortes douleurs de ventre, il peut être indiqué de mettre des sangsues à l'anus; si la céphalalgie est intense, on en applique derrière les apophyses mastoïdes. Des cataplasmes sont tenus constamment sur l'abdomen, et des compresses froides sont placées sur le front. Si le malade est assoupi et exposé aux rêvasseries, je fais promener des cataplasmes chauds et même sinapisés sur les extrémités. Je combats la diarrhée trop abondante par les boissons mucilagineuses, l'eau de gomme ou de riz édulcorée avec du sirop de groseilles; des demi-lavements d'amidon auxquels on peut ajouter de huit à dix gouttes de laudanum.

Cette première période une fois passée et contrairement à l'opinion des sectateurs de la méthode asthénique, aussitôt que l'état aigu proprement dit de la maladie a disparu, surtout si le malade conserve de l'appétit, je fais prendre à petites doses, fréquemment répétées, de légers bouillons préparés avec une décoction de pain blanc, des bouillons de veau et de poulet privés de graisse.

J'emploie, contre les symptômes *bilieux* et *muqueux*, l'eau de Sedlitz, l'huile de ricin, et surtout la limonade au citrate de magnésie, que les malades prennent avec moins de répugnance, et sans faire de la médication évacuante une méthode exclusive, car il est des cas où les purgatifs peuvent être contre-indiqués, j'en prescris souvent l'usage dans le cours de la fièvre typhoïde. Un éméto-cathartique au début produit généralement une amélioration presque instantanée.

Il est d'observation de tous les jours que dans les formes les plus graves de la fièvre typhoïde, celles qui sont caractérisées par la prostration des forces, l'altération des traits du visage, les rêvasseries, la fuliginosité de la langue, la formation d'escarres, etc., l'effet des toniques est quelquefois merveilleux. C'est dans cet *état adynamique* que j'administre le quinquina sous forme d'extrait, donné dans une infusion de café ou en décoction édulcorée avec du sirop de limons, une limonade vineuse, même du vin vieux de Bourgogne ou de Bordeaux pur et par cuillerées. Je me sers aussi quelquefois des vins alcooliques du midi de la France, d'Espagne ou de Madère. La décoction de citrons, suivant la formule du docteur Minsicht, m'a rendu des services dans la période de putridité de la maladie.

Dans la *forme ataxique*, les secours de la thérapeutique sont tout à fait incertains; je me borne alors à faire la médecine des symptômes. Tantôt j'applique des sangsues derrière les oreilles, à l'anus; des vésicatoires aux jambes; je fais des affusions froides sur la tête; tantôt j'ai recours aux antispasmodiques (éther, musc, camphre). A l'exemple de M. Louis, j'ai administré avec avantage le sirop d'opium, à la dose de 30 grammes, contre les soubresauts des tendons et contre le délire; les toniques m'ont aussi été utiles. Le ventre est-il ballonné? je fais faire des onctions avec l'huile de camomille camphrée.

Dans la *forme cérébrale*, où la somnolence est continuelle, d'après les indications de M. Prevost, de Genève, j'applique des vésicatoires sur la tête.

Il ne faut pas croire qu'il ne reste plus rien à faire quand on a administré quelques médicaments aux malades; le *régime diététique* est aussi fort important. Le malade doit être couché dans une chambre spacieuse, où il respirera un air pur et souvent renouvelé. La température ne doit pas être trop élevée, et le linge du malade doit être souvent changé et d'un tissu assez fin pour ne pas donner lieu à des escarres. Pour les éviter, on ne laissera pas le malade longtemps dans la même position; on lavera la partie menacée avec du vinaigre aromatique ou de la teinture de quinquina tiède, et on la couvrira avec un morceau de toile de diachylon gommé. Si l'escarre se forme, on saupoudre d'abord avec de la fécule de pomme de terre ou de la poudre de quinquina camphrée, et, après sa séparation, on pansera la blessure qui en résultera comme toutes les plaies simples, à moins que l'aspect blafard des chairs et leur peu de ton ne réclament l'emploi de lotions avec du vin aromatique aiguisé d'eau-de-vie camphrée et un pansement avec l'onguent styrax. Enfin, il ne doit se tenir auprès du malade qu'un petit nombre de personnes à la fois, tant dans l'intérêt du premier que dans celui des personnes qui le soignent.

Je combats les vomissements par l'eau de Seltz, la limonade gazeuze, les préparations opiacées et même la glace.

Si les *épistaxis* sont trop abondantes, il faut les modérer en faisant aspirer de l'eau fraîche au malade et en appliquant des compresses froides sur le front; au besoin, on aura recours au tamponnement. On combattra les *hémorrhagies intestinales* par les boissons à la glace, l'eau froide en lavements, en applications sur le ventre, l'eau de rabel et l'extrait de ratanhia. « *At frigido in his utendum undè sanguis profluit, aut paulo post fluxurus est.* »

Les saignées ou l'application de quelques sangsues conviennent contre la *pneumonie*, qui se manifeste au début de la fièvre typhoïde. Si au contraire, ce qui a le plus souvent lieu, cette inflammation du parenchyme pulmonaire arrive à la fin des dernières périodes, on appliquera un vésicatoire sur le lieu correspondant à la pneumonie, et on fera usage des préparations d'antimoine.

Je n'ai point eu occasion d'observer l'*érysipèle* chez les sujets que j'ai traités de la fièvre typhoïde.

J'emploie les anti-phlogistiques contre les *parotides*, et aussitôt que la suppuration est évidente, j'ouvre l'abcès.

La *convalescence* exige aussi les plus grands soins. S'il est important de ne pas nourrir trop tôt les malades, à cause de la lenteur avec laquelle se cicatrisent les ulcérations intestinales, il ne l'est pas moins de ne pas attendre que les forces du sujet soient complétement épuisées et ne puissent plus être relevées. L'expérience m'a prouvé qu'une diète trop sévère et trop longtemps prolongée pouvait entraîner les accidents les plus graves. *Tenuis et exacta victûs ratio, cùm in morbis longis semper, tùm in acutis, ubi non admittitur, parùm tuta est.* (Hipp.)

APHORISMES.

I.

Vita brevis, ars longa, occasio præceps, experientia fallax, judicium difficile.

II.

Ubi delirium sumnus sedaverit, bonum.

III.

Sumnus, vigilia utraque modum excedentia, malum denunciant.

IV.

In acutis morbis extremorum refrigeratio, mala.

V.

Ex sanguinis profluvio deliratio, aut etiam convulsio, malo est.

VI.

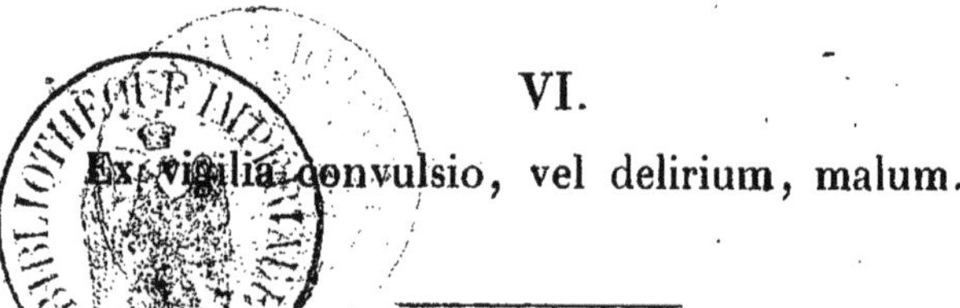

Ex vigilia convulsio, vel delirium, malum.

www.ingramcontent.com/pod-product-compliance
Ingram Content Group UK Ltd.
Pitfield, Milton Keynes, MK11 3LW, UK
UKHW021124230726
13926UKWH00002B/639

9 782013 590976